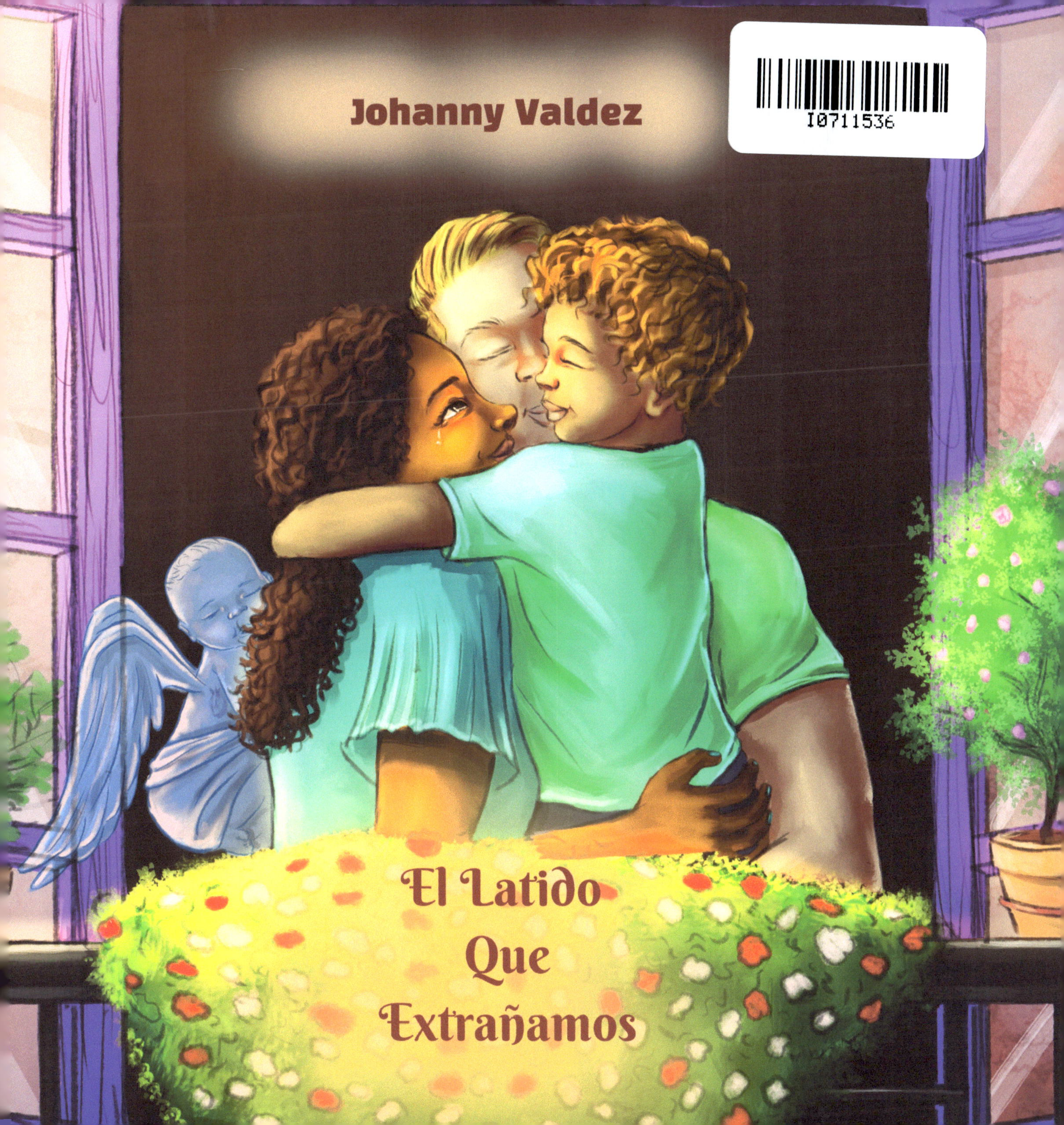
Johanny Valdez
El Latido
Que
Extrañamos

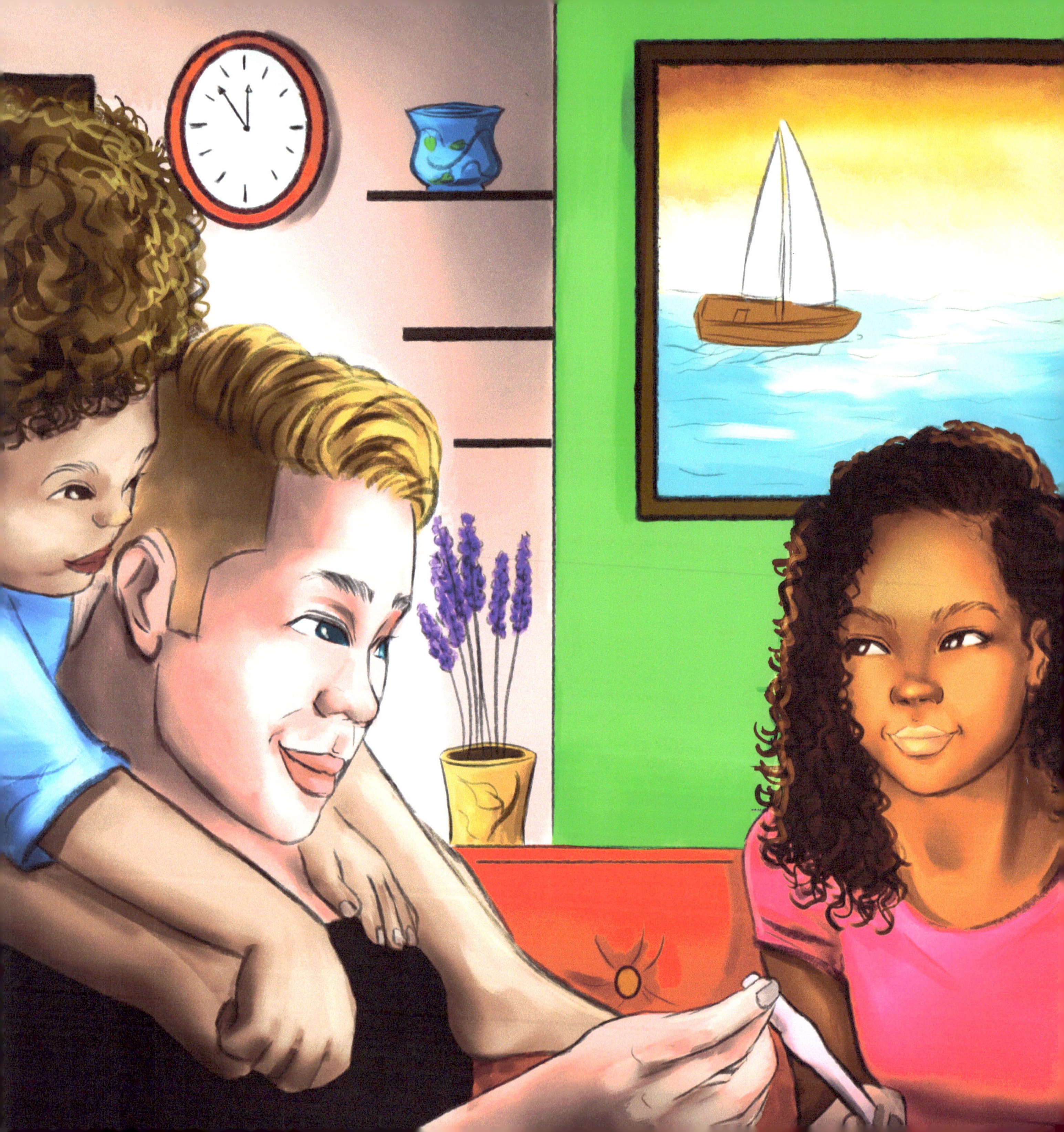

Todos están muy felices
La familia va a crecer
Porque un nuevo integrante
En unos meses va a nacer

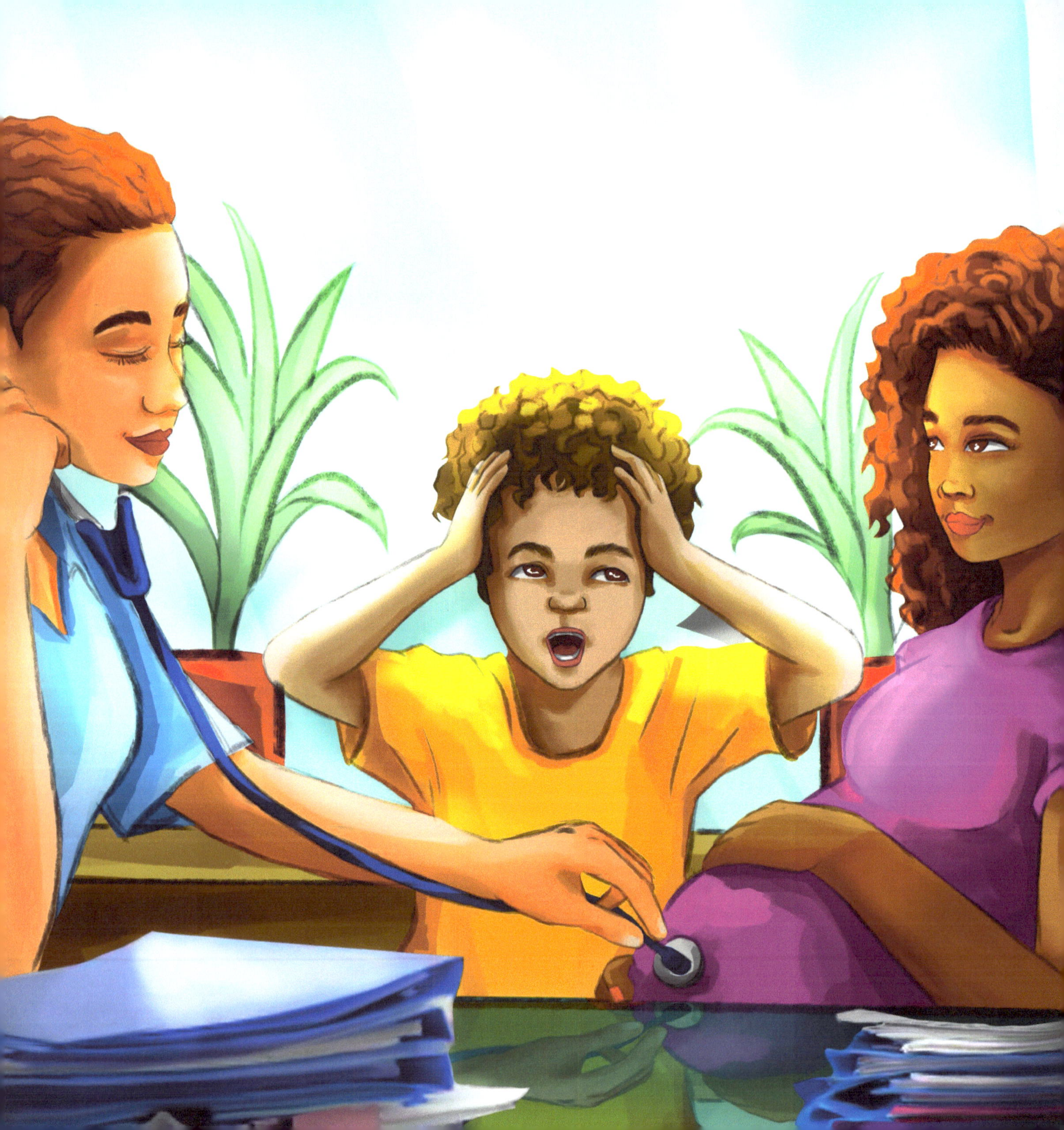

Sus latidos rápidos van
Al bebé puedo escuchar
A través de un aparato
En la panza de mamá

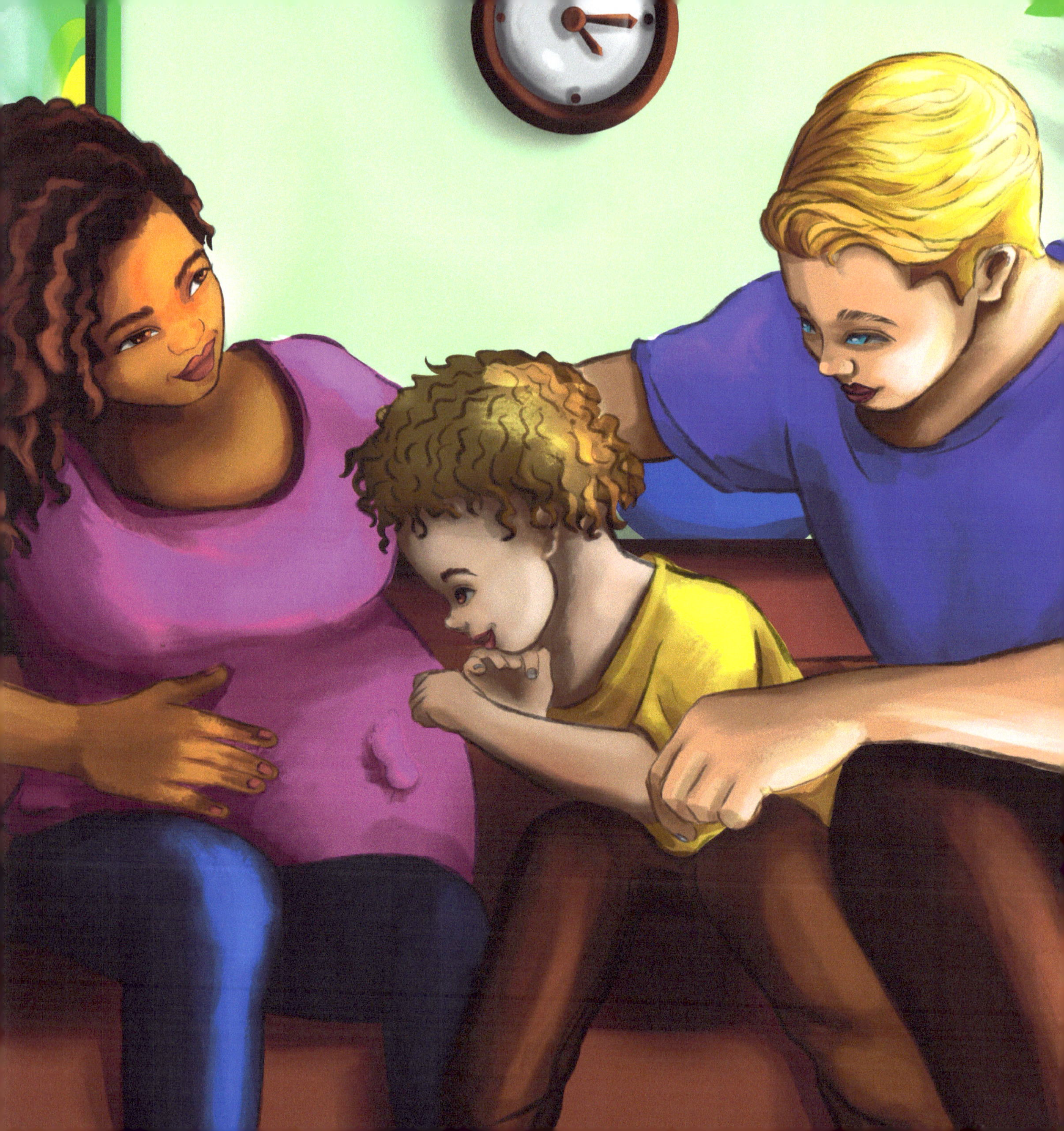

Las patadas ya se sienten
Al bebé puedo tocar
En la panza de mamá
Muchos besos quiero dar

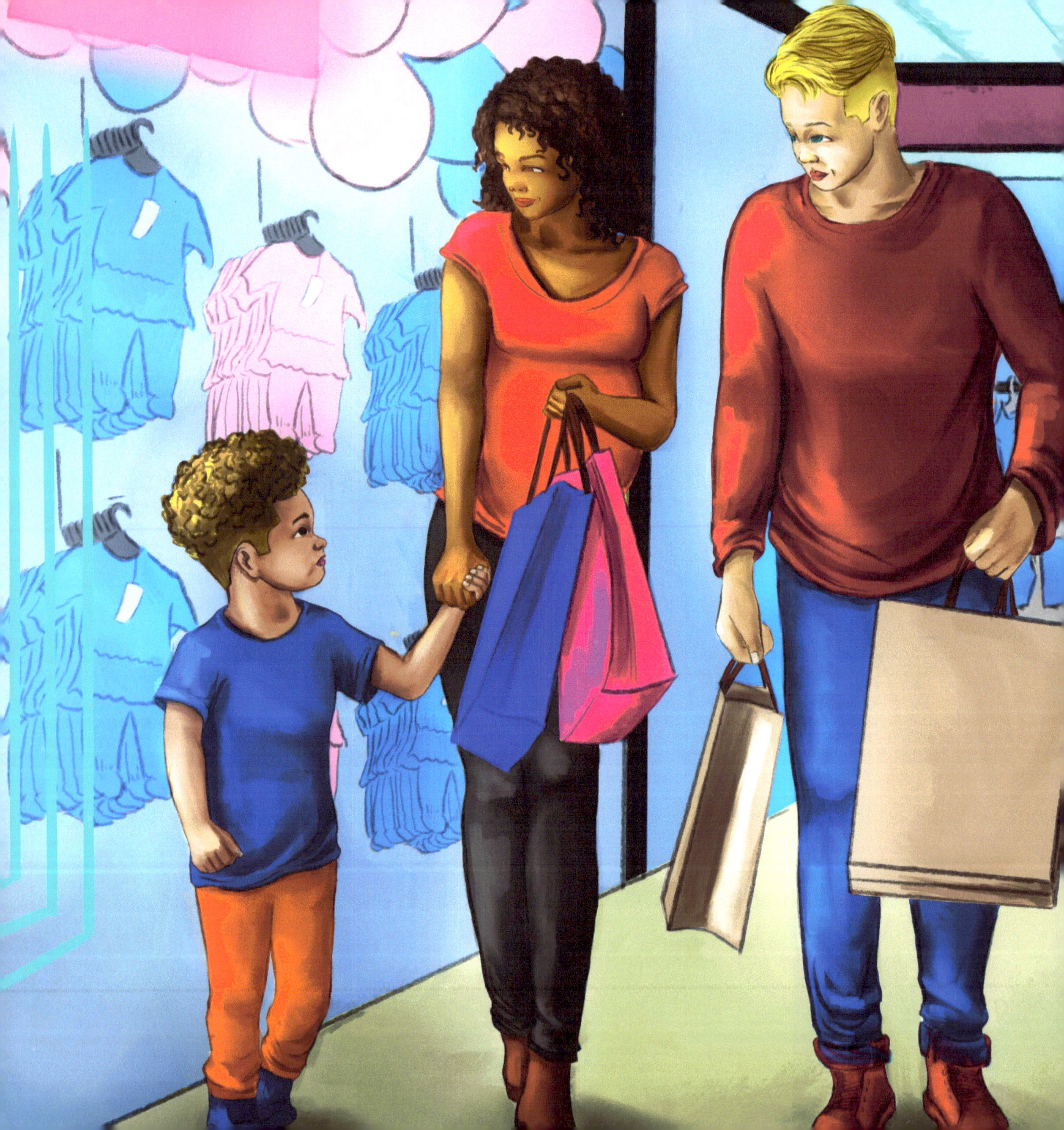

Ya la panza de mamá
Casi está a reventar
Compraremos una cama
Donde el bebé va a descansar

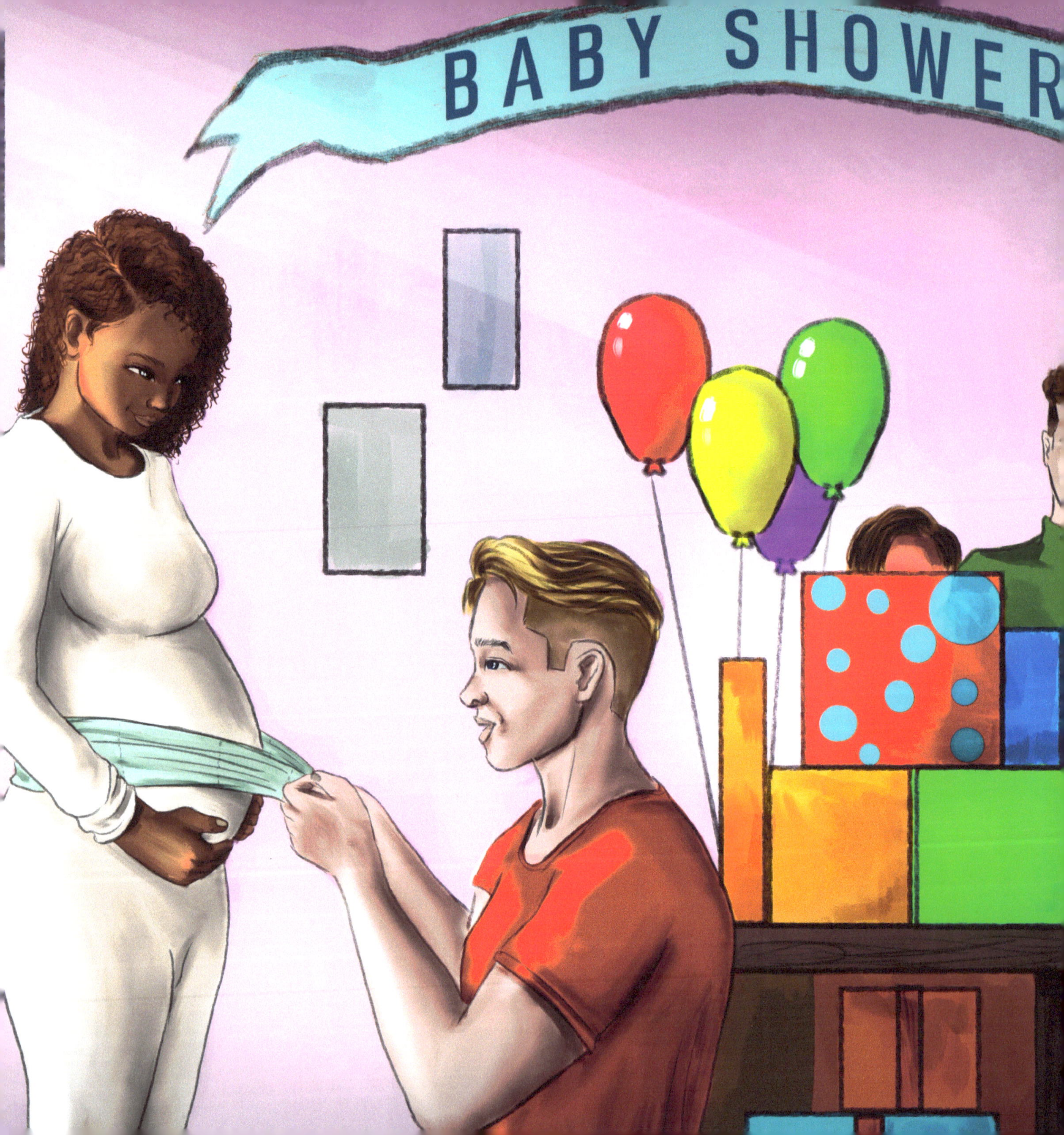

BABY SHOWER

Una fiesta en casa hicimos
para a todos avisar
Juegos y comida había
Y mucha felicidad

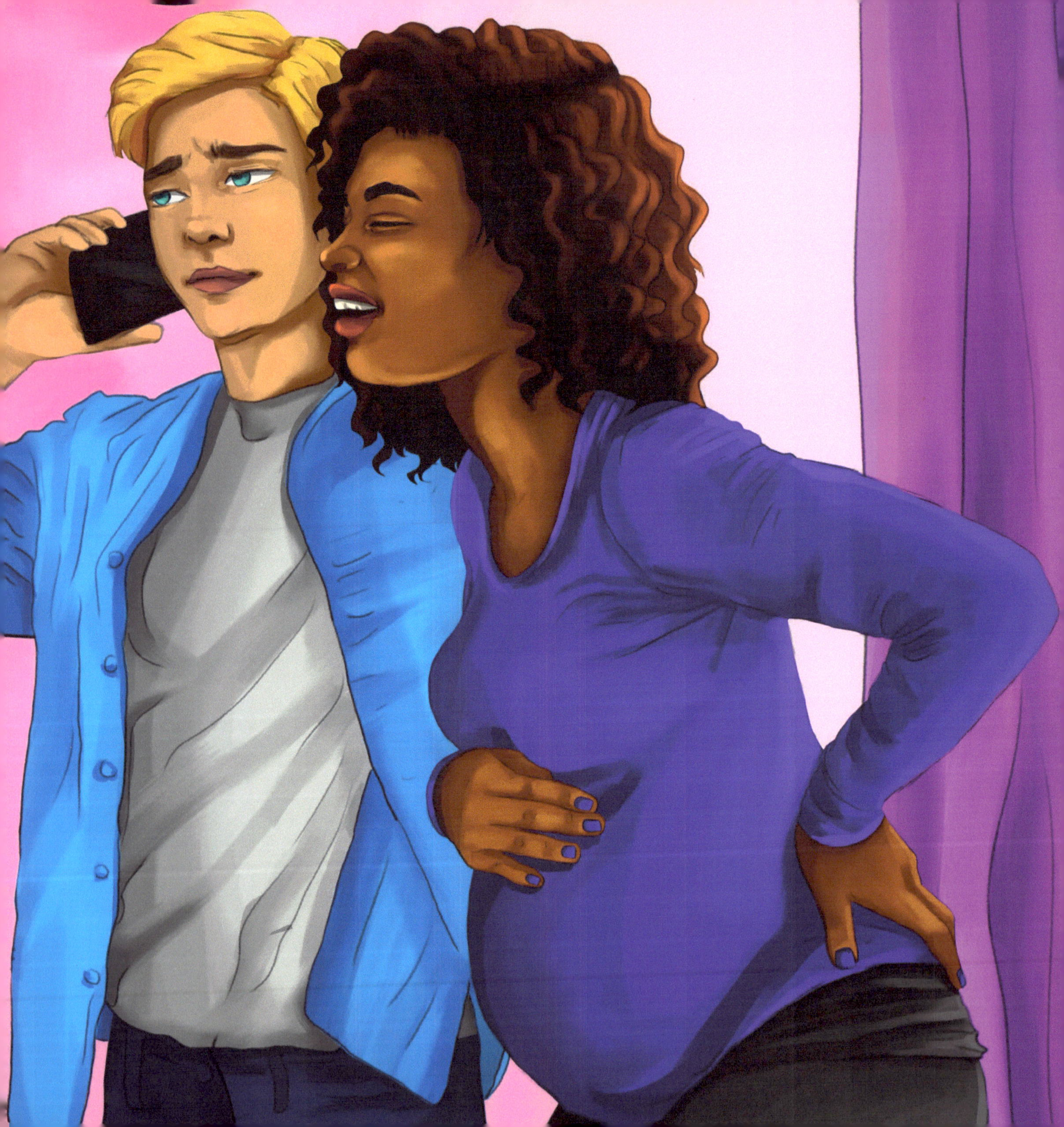

Algo extraño está pasando
Mamá no se siente bien
El bebé no se ha movido
¡Al médico hay que correr!

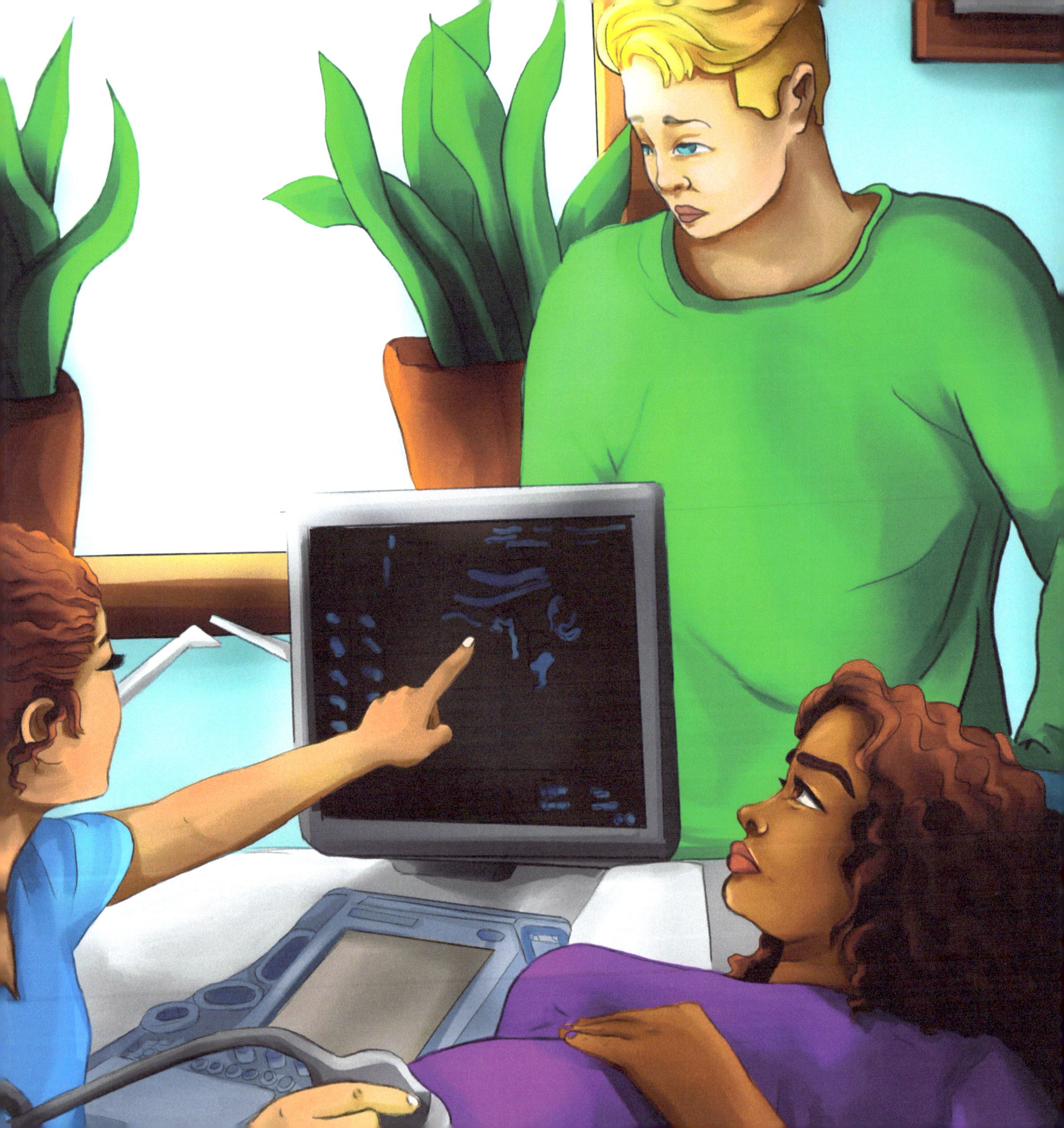

No entiendo qué está pasando
Latidos no puedo oír
Mamá y papá están llorando
Y nada pueden decir

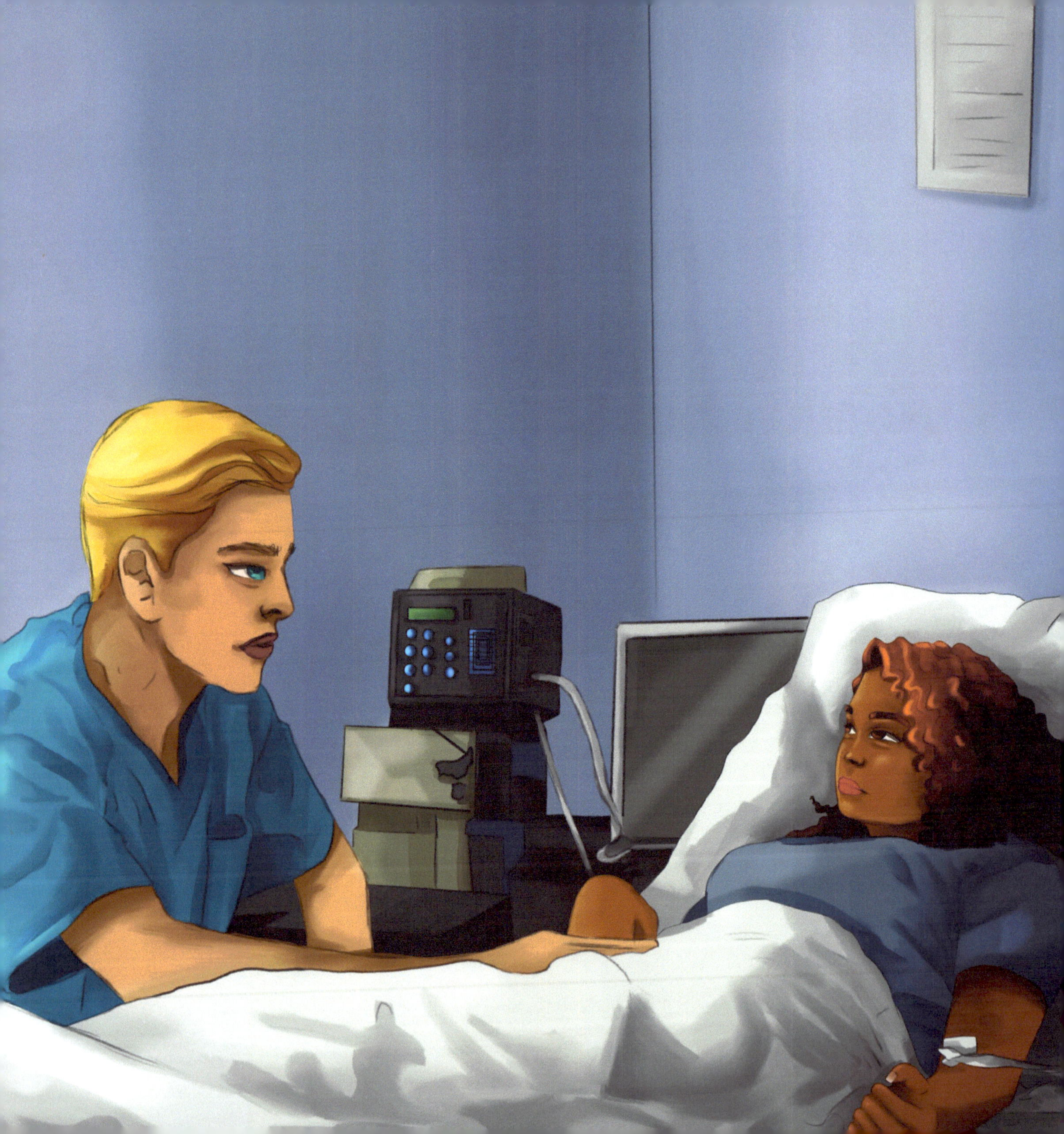

Al bebé ya lo han sacado
Mamá debe recuperarse
Tuvo una cirugía
Pero,¿No hay nuevo integrante?

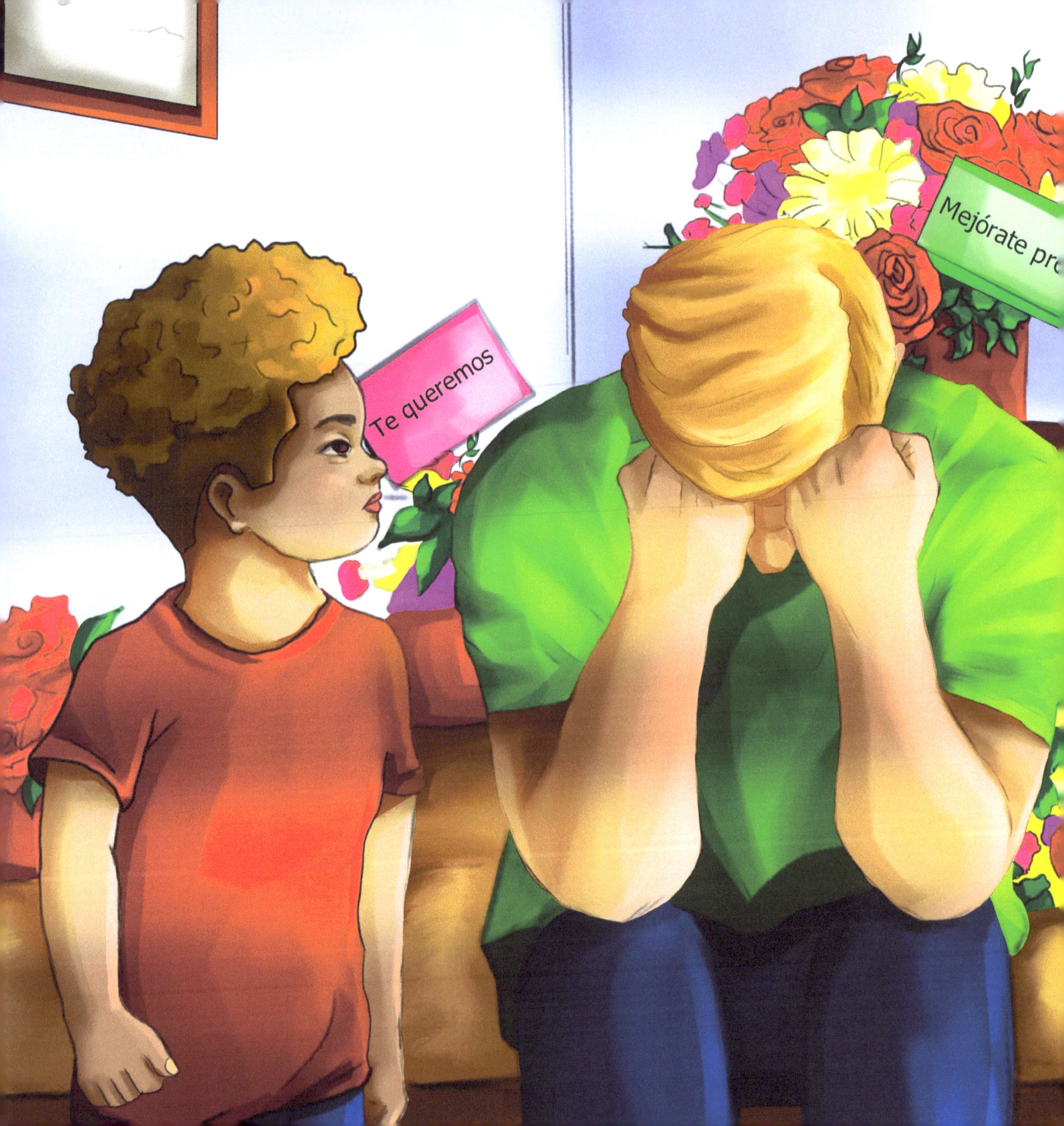
Te queremos
Mejórate pr

Mamá se niega a aceptarlo
Papá está enojado, al parecer
A mi me cuesta asimilarlo
Estoy tratando de entender

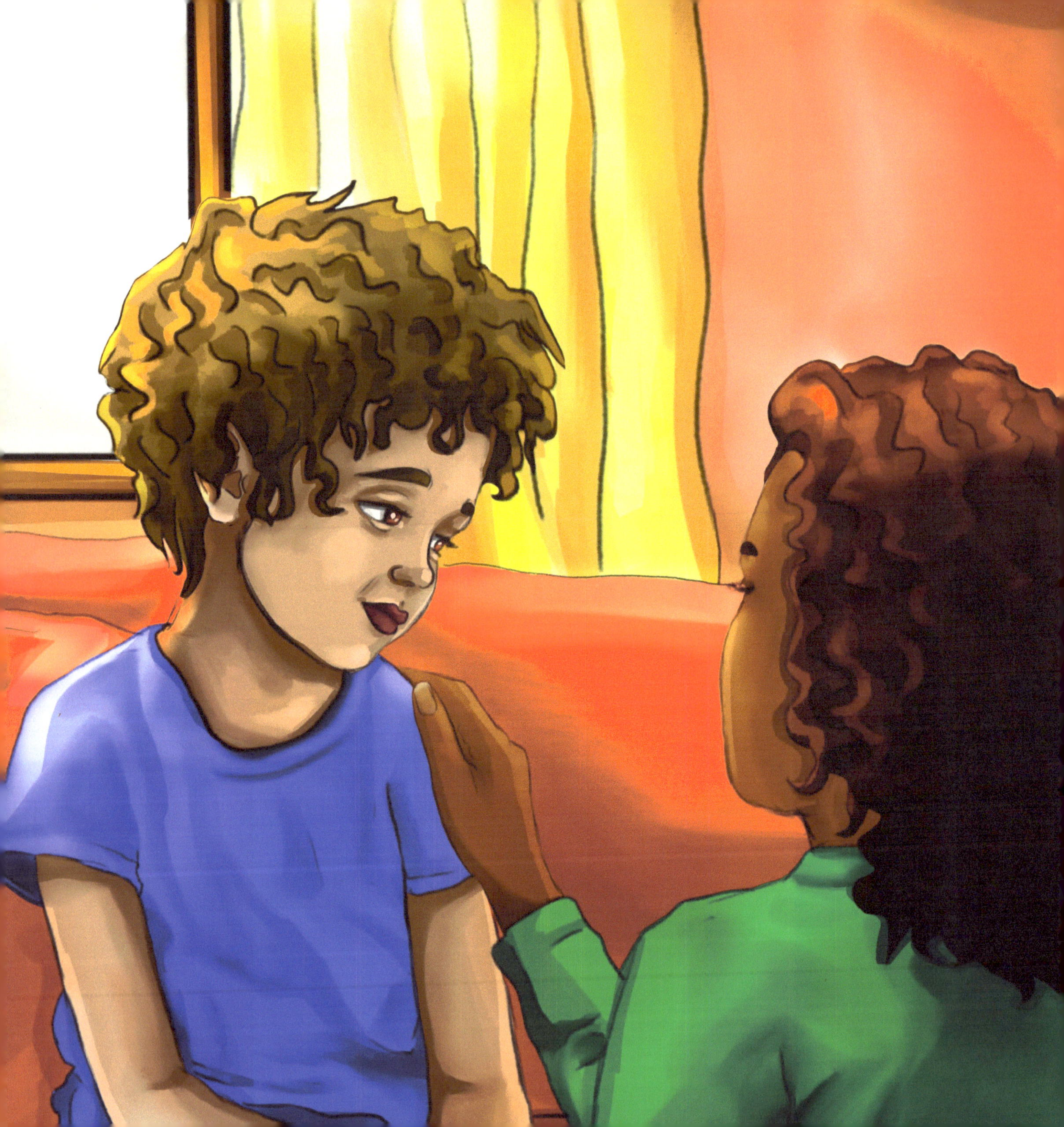

Mamá dice que el bebé
A la casa no vendrá
Ya no tendré un hermanito
Y el embarazo terminará

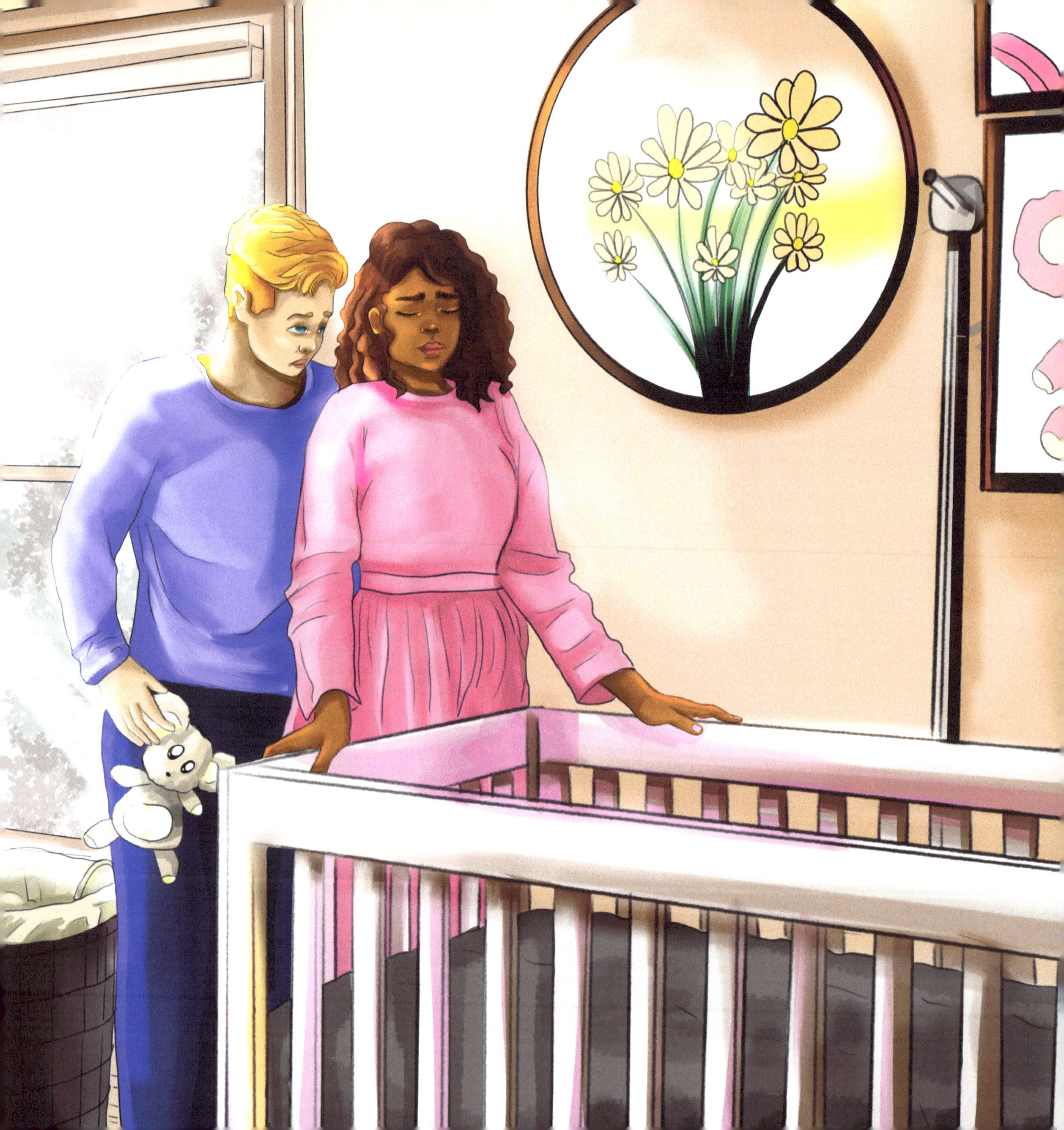

El bebé no va a llegar
Su habitación vacía está
Tenemos mucha tristeza
Pero hay que continuar

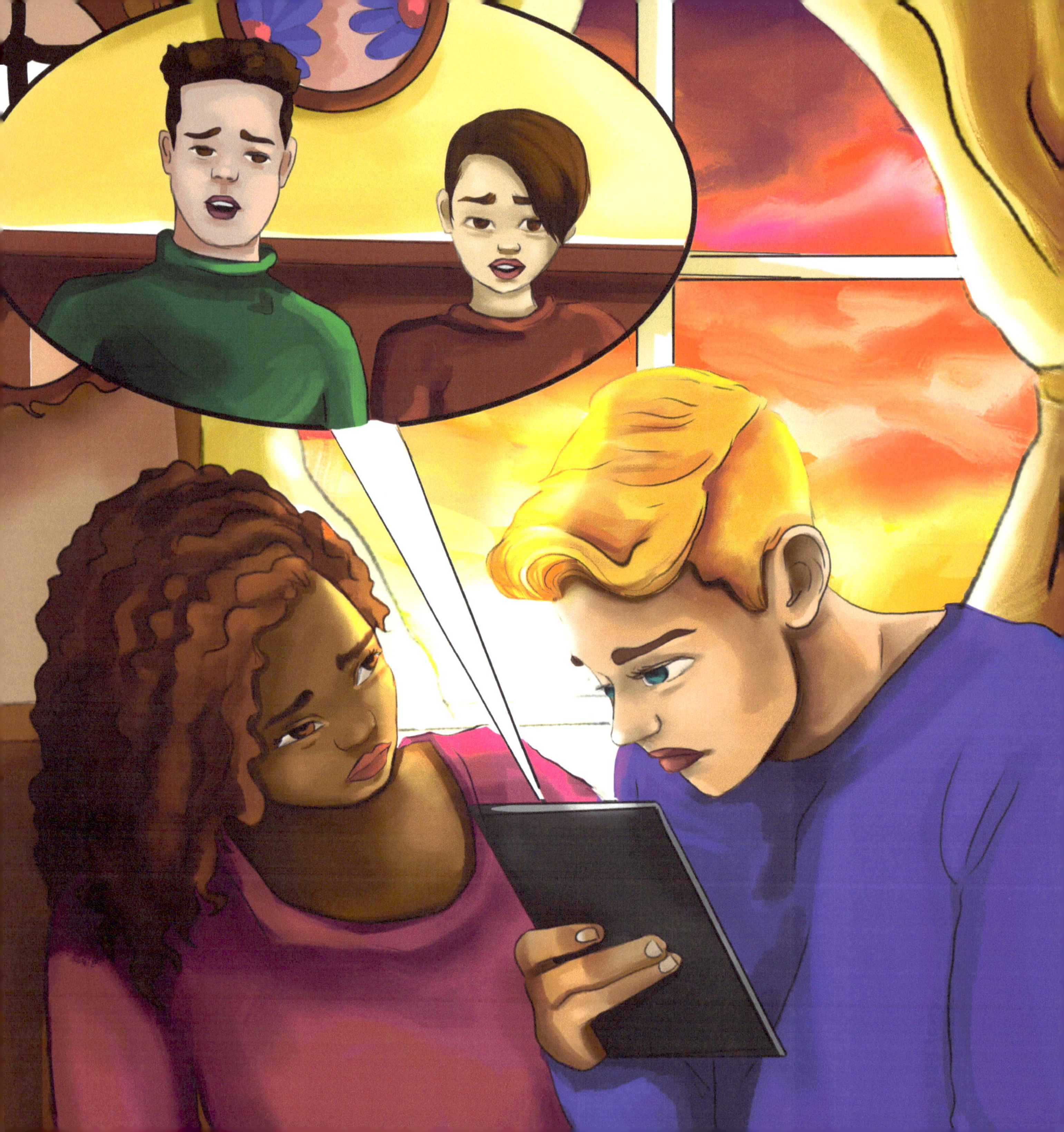

A todos hay que explicar

Que mamá perdió al bebé

Todos se ponen muy triste

Y su apoyo han de ofrecer

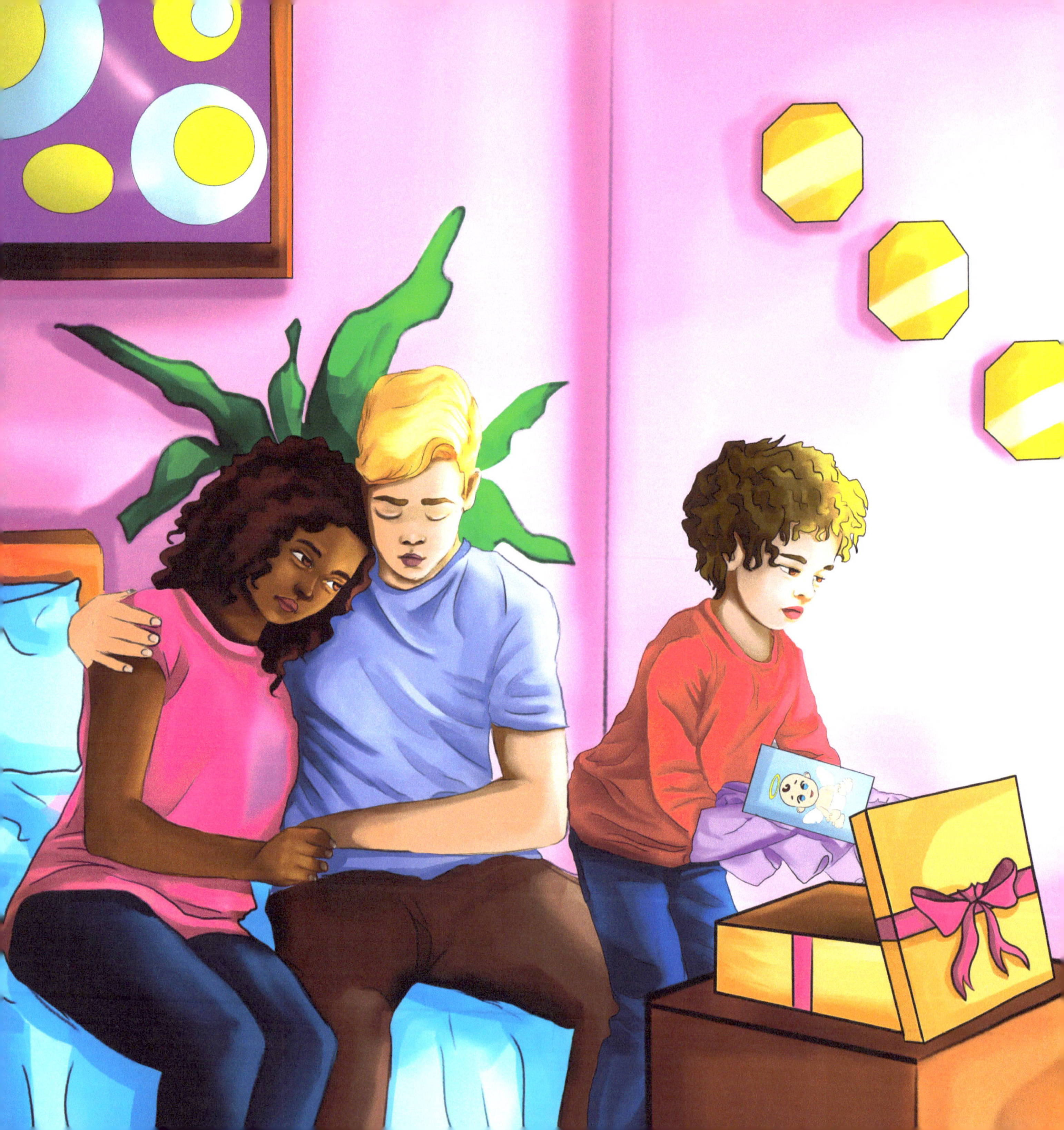

En una pequeña cajita
Hemos puesto nuestro amor
Siempre te recordaremos
Y llevaremos en el corazón

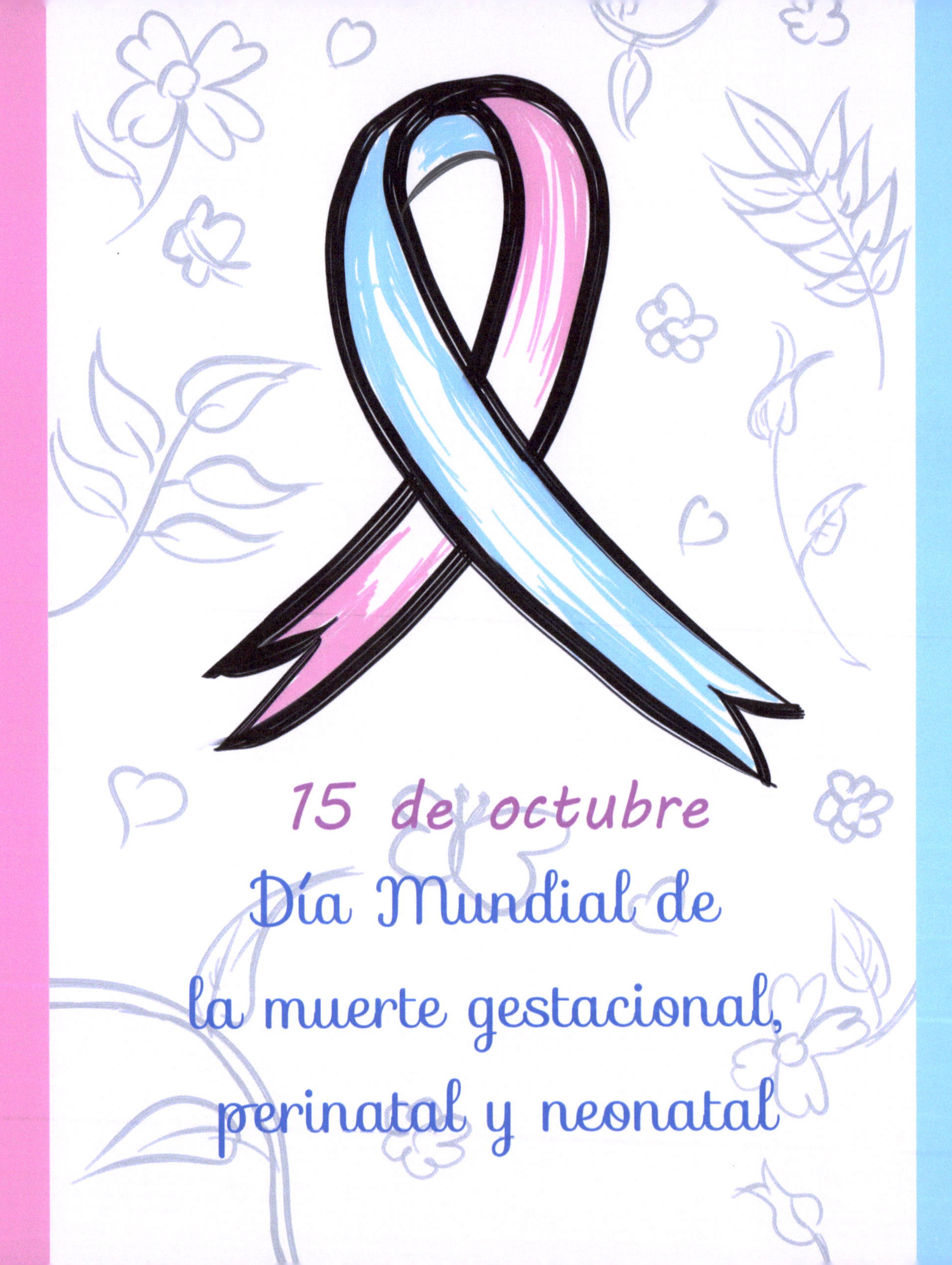

15 de octubre
Día Mundial de
la muerte gestacional,
perinatal y neonatal

www.ingramcontent.com/pod-product-compliance
Lightning Source LLC
Chambersburg PA
CBHW040212240726

48664CB00002B/923